AF466090

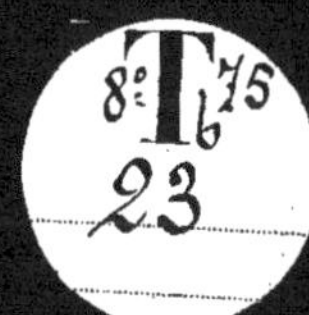
8° T 75
b
23

DE

LA PERTE DE POIDS

DU NOUVEAU-NÉ

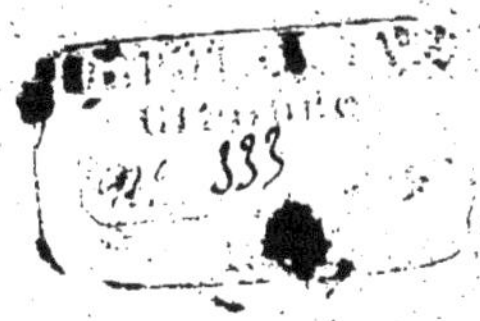

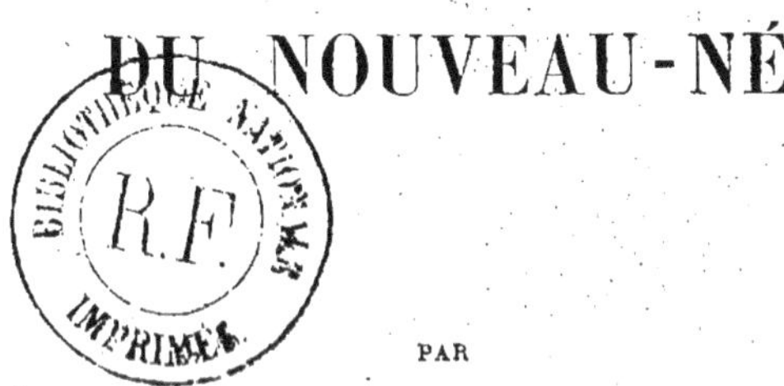

PAR

Le Dr Charles JAUME

BORDEAUX

IMPRIMERIE G. GOUNOUILHOU

9-11 — RUE GUIRAUDE — 9-11

1904

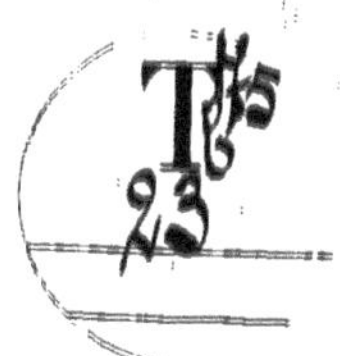

DE

LA PERTE DE POIDS

DU NOUVEAU-NÉ

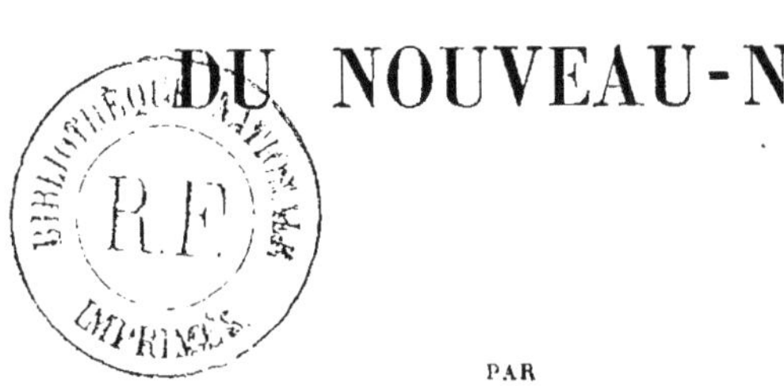

PAR

Le Dr Charles JAUME

BORDEAUX
IMPRIMERIE G. GOUNOUILHOU
9-11 — RUE GUIRAUDE — 9-11

1904

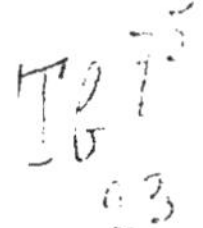

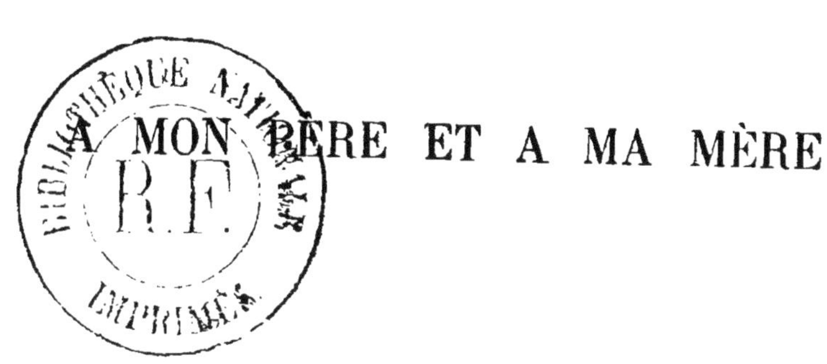

A MON PÈRE ET A MA MÈRE

A M. le professeur Fabre va toute notre reconnaissance. Il nous fit le très grand honneur de nous admettre pendant toute cette dernière année à la Clinique obstétricale de la Charité, nous avons ainsi pu suivre de près et pratiquer l'art des accouchements, et nous avons assisté avec le plus vif intérêt et le plus grand profit à ses Consultations de nourrissons. Nous conserverons un respectueux souvenir de ce Maître si bienveillant à notre égard qui, en dernier lieu, veut bien accepter la présidence de notre thèse.

Nous ne voulons pas quitter la Faculté de médecine de Lyon sans adresser tous nos remerciements à nos Professeurs, à ceux dont nous avons suivi l'enseignement, à ceux qui se sont intéressés plus particulièrement à nous, à :

MM. Poncet, professeur de Clinique chirurgicale; Weill, professeur de la Clinique des maladies des enfants; Chandelux, chargé du cours des maladies des voies urinaires;

MM. Bouveret, ex-médecin des hôpitaux, et Gangolphe, chirurgien des hôpitaux.

Enfin, nous remercions les examinateurs de notre thèse :

MM. les professeurs agrégés Nové-Josserand, Charvet et tout spécialement M. Commandeur, qui nous a fait l'accueil le plus affable et a bien voulu nous donner quelques conseils sur un chapitre de notre thèse.

INTRODUCTION

Après la naissance et sous l'influence de causes que nous étudierons plus loin, l'enfant perd de son poids initial. Ce fait, en apparence si simple, ne fut mis en évidence que le jour où l'on pesa les enfants; car nous sommes impuissants à constater *de visu* ces variations plus ou moins considérables de poids, que la balance seule peut nous permettre d'apprécier avec une exactitude suffisante.

C'est généralement à Natalis Guillot que l'on attribue l'idée d'avoir le premier, vers 1852, pratiqué la pesée; cependant, en 1838, Quetelet[1] s'était déjà occupé de la loi d'accroissement du nouveau-né, et, dans un ouvrage[2] qu'il publia en 1835, il accorde la priorité à Chaussier qui, pesant les enfants dans les premiers jours qui suivent leur naissance, aurait constaté qu'ils perdaient de leur poids initial. Le docteur Haaké, de Leipzig, à propos d'un livre *Sur les changements de poids des nouveau-nés*[3], voulut élucider ce point d'histoire et compulsa sans succès les œuvres de Chaussier.

1. QUETELET. — *Annales d'hygiène*, 1833.
2. QUETELET. — *Essais sur l'homme et sur le développement de ses facultés*, t. II. Paris, 1835.
3. HAAKÉ. — *Revue mensuelle d'accouchement et de maladies des femmes*, t. XIX. Berlin, 1862.

Quetelet, pour sa part, s'était trouvé satisfait d'établir une moyenne sur sept observations : il constatait que l'enfant perd les premiers jours et ne commence à reprendre que vers la fin de la première semaine.

En 1835, Elsasser[1], dans son service d'accouchement de l'hôpital Sainte-Catherine, à Stuttgard, pesa cent enfants à leur naissance et à leur sortie de l'hôpital.

Quelques années plus tard, Hoffmann[2], à la Maternité de Wurtzbourg, prend trente-six enfants à leur naissance, note leur poids chaque jour jusqu'à leur sortie, établit d'après ces pesées un tableau, et en tire la conclusion, qui maintenant nous étonne, que « même en faisant des expériences sur une plus grande échelle, on n'obtiendrait aucun résultat faisant loi ».

Mais c'est que sans doute, comme on nous le faisait remarquer, on n'apportait pas alors dans l'élève des nourrissons cet esprit d'observation, de régularité et de méthode que nos contemporains ont avec raison tant préconisé. On faisait les pesées sans règle fixe, sans tenir compte du moment de la journée, de l'heure à laquelle l'enfant venait de téter, et nous savons combien la non-observation de ces simples précautions amène des perturbations considérables dans la courbe de poids du nouveau-né, donne des résultats disparates qui ne permettent plus de déduire des moyennes et des lois.

Si nous avons refusé la priorité de l'idée à Natalis Guillot, nous n'hésitons pas à déclarer qu'à lui revient certainement le mérite d'avoir le premier démontré

1. Elsasser. — *Annuaire de Schmidt*, vol. VII.

2. Hoffmann. — *Nouveau Journal d'accouchement et de maladie des femmes*, vol. XXVI. Berlin, 1845.

l'utilité des pesées chez les nouveau-nés, d'en avoir fait une application pratique. Professeur à la Faculté de médecine de Paris, Natalis Guillot fit chaque jour peser tous les enfants de son service à l'hôpital Necker, afin de déterminer la quantité de lait nécessaire à l'enfant. Ses expériences, conduites avec méthode, l'amenèrent à voir l'influence énorme qu'ont les maladies sur le poids des nouveau-nés qui, loin d'augmenter, diminue. Fort de ses nombreuses observations, dans une leçon[1] recueillie par l'un de ses élèves, il établissait ce principe que, « parmi les moyens d'appréciation de l'état de santé ou de maladie de l'enfant, de la valeur de la nourrice, de la quantité de lait fournie, des pertes ou de l'accroissement de l'individu, nul n'est aussi exact que la pesée. »

Ce fut en 1858 que la pesée régulière fut instituée à la Maternité de Paris, à l'instigation de Mlle Deroy, élève sage-femme, et de Mme Alliot, sage-femme en chef de cet établissement.

Dès lors, l'élan est donné. A l'étranger, Breslau[2], en 1860, présente un mémoire à la Société médico-chirurgicale de Zurich. La même année, Von Siebold publie un travail[3] remarquable sur le même sujet.

En 1862, Winckel n'est pas moins explicite que Natalis Guillot; il termine ainsi un mémoire[4] qu'il présentait à la Société de Gynécologie de Berlin : « Les pesées régu-

1. N. Guillot. — Nourrices et nourrissons (*Union médicale*, fév. 1852).

2. Breslau. — *Sur les changements de poids des nouveau-nés.*

3. Von Siebold. — *Sur les rapports entre les poids et la longueur des nouveau-nés.* Berlin, 1860.

4. Winckel. — *Recherche sur les poids des nouveau-nés.* Berlin, 1862.

lières et répétées seront toujours pour nous le meilleur baromètre de la santé de l'enfant; elles nous indiqueront facilement par des chiffres ce que le nourrisson ne peut dire par des paroles. »

Combien nous sommes loin d'Hoffmann!

En 1864 et 1865, Duncan[1] et Hecker[2] se sont préoccupés de l'influence que l'âge de la mère pourrait avoir sur le poids et la taille du nourrisson.

A la même époque, en France, le docteur Donné[3], le professeur Trousseau, tous sont d'avis que le pesage journalier est d'une utilité incontestable « pour reconnaître la bonté d'une nourrice ».

De concert avec Hervieux, son chef de service, le docteur Bouchaud étudia les rapports qui pouvaient exister entre la santé de l'enfant et son poids. Il a consigné ses recherches dans sa thèse inaugurale intitulée : *De la mort par inanition, et études expérimentales sur la nutrition des nouveau-nés* (Paris, 1864), et nous verrons plus tard comment il a su tirer parti des chiffres obtenus par la balance.

Bouchut[4], médecin de l'hôpital de l'Enfant-Jésus à Paris, étudie les conclusions du mémoire de Winckel et les confirme en insistant sur leur valeur.

1. Duncan. — Sur le poids et le volume des nouveau-nés comparés à l'âge de la mère (Edimbourg, *Journal médical*, déc. 1864, et *Annales d'hyg.*, 1865).

2. Hecker. — Sur le poids et la taille des nouveau-nés dans leurs rapports avec l'âge de la mère (*Recueil mensuel d'accouchement et de maladies des femmes*. Berlin, sept. 1865).

3. Donné. — *Conseils aux familles*. Paris, 1862.

4. Bouchut. — *Traité pratique des maladies des nouveau-nés et des enfants à la Mamelle*, 1867.

En 1864, Odier [1], dans sa thèse, semble donner la note juste de l'importance que nous accordons actuellement à la pesée : « Nous sommes, écrit-il, tellement convaincu de l'utilité absolue du moyen, que nous ne doutons pas que son emploi, en se généralisant, n'amène les plus heureux résultats par les modifications qu'on apportera dans l'hygiène et l'alimentation des enfants. » Et dans un autre opuscule [2], en collaboration avec René Blache, il s'efforce d'introduire le système des *pesées obligatoires* pour les enfants assistés comme il l'avait lui-même établi depuis le 1er janvier 1867, à l'hôpital Saint-Louis, dans le service de son chef, le professeur Hardy.

Nous ne pouvons faire un historique complet de toute la question. Nombreuse est la pléiade de ceux qui, durant ces trente dernières années, ont encore, comme Trélat, Fonssagrives, Blot, Tarnier, Budin, Pinard, Marfan, Variot, proclamé à l'envi ce moyen précieux.

De nos jours, où la puériculture est entrée dans une voie nouvelle, où l'on a tant fait pour l'assistance et la protection de l'enfance, la *pesée régulière* est entrée définitivement dans la pratique avec les « Consultations de nourrissons » que M. le professeur Budin créa, en 1892, dans son service hospitalier de la Charité de Paris.

Avec tous les maîtres éminents qui se sont occupés de cette question, nous conclurons que pour s'assurer que l'alimentation de l'enfant se fait d'une manière satisfaisante, le seul moyen est de vérifier par des pesées

1. Odier. — *Pesées quotidiennes*. Thèse Paris, 1868.

2. L. Odier et R. Blache. — *Quelques considérations sur les causes de la mortalité des nouveau-nés et sur les moyens d'y remédier*, 1867.

régulières et méthodiques si la courbe de son poids est normale. L'enfant doit être pesé aussitôt après la naissance ; il doit être pesé nu, après avoir été essuyé. La pesée sera répétée tous les jours à la même heure pendant les dix premiers jours (c'est le système en usage à la clinique obstétricale de Lyon), puis tous les huit jours jusqu'à un an. On choisira pour cet examen l'heure la plus éloignée de la tétée et on inscrira les résultats des différentes pesées sur un registre spécial, « car ce qui importe, c'est moins le poids actuel que la série des poids successifs qui représentent l'accroissement réel de l'enfant. »

Le poids de l'enfant pendant le séjour de la mère à la Clinique est inscrit sur une feuille spéciale qui mesure 30 centimètres de hauteur sur 22 de largeur, c'est-à-dire suffisamment large pour permettre d'inscrire les poids, au besoin, jusqu'au vingtième jour. De petites lignes transversales sont destinées à indiquer les poids de 10 en 10 grammes ; une ligne de moyenne épaisseur marque les 50 grammes, tandis que les grosses lignes représentent les centaines. Ces dernières ne sont indiquées que par des zéros sur la feuille imprimée : on dispose ainsi d'une sorte d'échelle mobile. Au haut de la feuille, une ligne est réservée en blanc pour noter le nom et au-dessous un petit rectangle pour noter le poids de l'enfant et celui du placenta.

C'est à M. le professeur Fabre que l'on doit l'introduction du système de la pesée régulière à Lyon. Il apporta cette méthode à son passage dans les maternités de la Croix-Rousse et de l'Hôtel-Dieu, et il la fit pratiquer à la Clinique obstétricale lorsqu'il fut, en novembre 1903, appelé à la succession du professeur Fochier.

Nous avons eu vers cette même époque la bonne fortune d'être attaché au service de la Clinique d'accouchement; durant l'année que nous avons passée dans ce service, nous nous sommes intéressé tout spécialement aux nourrissons et nous avons pu constater par nous-mêmes l'importance de la pesée.

M. le professeur Fabre, qui, durant notre séjour près de lui, n'a cessé de nous prodiguer ses conseils, a bien voulu nous charger de quelques « considérations sur la perte de poids de l'enfant dans les premiers jours qui suivent sa naissance ». Ce point de détail dans la courbe de poids du nourrisson a été, en France, fort peu traité. Le sujet est véritablement aride et ingrat, et durant l'élaboration de ce travail, lorsque nous établissions nos longs et fatigants tableaux, nous avons, devant l'âpre sécheresse du sujet, pensé que l'indulgence de nos juges serait la récompense de l'énorme travail de statistique que nous avons été obligé de fournir pour établir nos moyennes sur une grande échelle et avec la plus impartiale vérité.

Pour établir convenablement notre statistique, nous avons en effet parcouru toutes les observations conservées à la Clinique depuis le mois de novembre 1903 jusqu'au 1er octobre 1904, soit 1,100 observations. Nous avons puisé également, pour les cas pathologiques, dans le stock des observations de la Croix-Rousse et de l'Hôtel-Dieu. M. Commandeur, professeur-agrégé et médecin-accoucheur des hôpitaux, a bien voulu nous autoriser aussi à compulser les archives de son service de la Maternité de la Charité. Après examen, nous avons éliminé toutes les courbes qui, présentant une irrégularité de cause non appréciable, ne pouvaient être rangées dans l'une des catégories dont nous allons faire l'étude. Nous avons retenu plus de cinq cents observations, chiffre, pensons-nous, bien suffisant pour établir notre statistique sur une base solide.

Si, prenant au hasard dans nos observations la courbe d'un enfant normal, nous en examinons le graphique obtenu durant les dix ou quinze premiers jours qui suivent sa naissance *(voir pl. I)*, nous observons deux périodes dans cette courbe : dans la première, un mouvement de descente très net qui, variable suivant les enfants, dure ici deux jours, et auquel succède un mouvement d'ascension non moins accentué qui se continuera, chez l'enfant bien portant, suivant une progression établie par Bouchaud, puis Budin.

C'est cette première partie de la courbe, c'est la perte de poids du nouveau-né que M. le professeur Fabre nous a chargé d'étudier dans ce travail. Nous avons divisé la question en trois chapitres :

Le premier sera l'exposé de quelques causes *générales physiologiques* qui influent directement sur la perte de poids. Nous parlerons d'une part du méconium, de l'urine, des éliminations qui se font par la peau et les poumons ; d'autre part, nous verrons le rôle joué par l'allaitement.

Dans un second chapitre, considérant la perte dans son taux et sa durée, nous envisagerons ses causes *individuelles physiologiques*, à savoir :

a) En ce qui concerne la mère : la primiparité ou la multiparité ;

b) En ce qui concerne l'enfant : l'influence de son poids initial.

Nous établirons, s'il est possible, un rapport entre ce poids initial et la perte totale, et nous verrons si la réglementation des tétées toutes les trois heures, comme on le pratique à la Clinique, exerce une influence sur la perte de poids.

En passant, nous vérifierons si l'âge de la mère et le sexe de l'enfant sont, comme le prétend Kezmarszki, des causes réelles de variation.

Enfin, un troisième et dernier chapitre sera réservé à l'étude de l'influence que peuvent exercer certaines *causes pathologiques :* la syphilis et l'albumine.

Il eût été intéressant de comparer la perte de poids des enfants nourris au sein avec celle des enfants soumis à un allaitement mixte ou artificiel. Mais nous n'avons pu trouver à la Clinique un nombre suffisant d'observations de cette dernière catégorie, car M. le professeur Fabre, partisan convaincu du « droit de l'enfant à sa mère » exige l'allaitement au sein de toutes les femmes qui viennent dans son service, et les cas de force majeure nécessitant une dispense à cette règle absolue ont été jusqu'ici de rares exceptions.

CHAPITRE PREMIER

Prenons l'enfant qui vient de naître. Que se passe-t-il pour lui? Quand on fait usage de la balance, on le voit tout d'abord diminuer de poids. Cette constatation n'est pas nouvelle puisque Chaussier, le premier en date de ceux qui ont pesé les nouveau-nés, en avait déjà fait la remarque. Cette déperdition reconnaît deux causes : d'un côté, l'enfant perd beaucoup par ses divers émonctoires; de l'autre, il ne se nourrit pas ou presque pas. Brusquement jeté dans le monde extérieur qui transforme les conditions de son existence, l'enfant « d'animal aquatique qu'il était durant la vie intra-utérine, devient subitement animal aérien. Le nouveau. né, sortant des eaux de l'amnios », voit changer le jeu de ses organes et éclore de nouvelles fonctions. Il diminue parce que les dépenses qu'il fait en méconium, en urine, parce que les éliminations qui se font par la peau et les poumons, sont autant de pertes brutes plus grandes que ses recettes du moment. Cette perte de poids se continue un certain nombre de jours, puis l'enfant commence à augmenter et il atteint son poids initial du septième au dixième jour.

Nous allons d'abord donner quelques notes sur les causes générales physiologiques de la perte de poids :

a) Méconium. — Sauf dans quelques cas particuliers : souffrances de l'enfant, présentation du siège, l'intestin du nouveau-né expulse seulement après l'accouchement une matière noire-verdâtre à laquelle on a donné le nom de « méconium » (de μηκων, pavot). Cette substance, ainsi appelée à cause de sa ressemblance avec le suc de pavot épaissi par dessiccation, représente les résidus intestinaux de la vie fœtale. C'est une pâte molle, poisseuse, généralement inodore, constituée par du mucus, des cellules provenant de la desquamation de l'épithélium des diverses parties du tube digestif, et par les éléments de la bile, surtout les pigments biliaires qui donnent au méconium sa coloration et ses propriétés antiputrides.

Normalement, l'évacuation du méconium commence de 6 à 12 heures après la naissance; les selles n'en doivent plus renfermer après cinq ou six jours. La quantité excrétée est assez variable. Depaul [1] estime que la quantité de méconium contenue dans l'intestin au moment de la naissance est de 74 grammes en moyenne : ses recherches avaient porté sur vingt enfants donnant un minimum de 30 grammes et un maximum de 127 grammes. Pour Marfan [2] « la totalité du méconium évacué varie entre 70 et 120 grammes ».

b) Urine. — La vessie renferme en général une certaine quantité d'urine au moment de la naissance, et

1. Depaul. — *Diction. encyclop. Sc. médic.*, art. *Nouveau-né.*
2. Marfan. — *Traité de l'allaitement.*

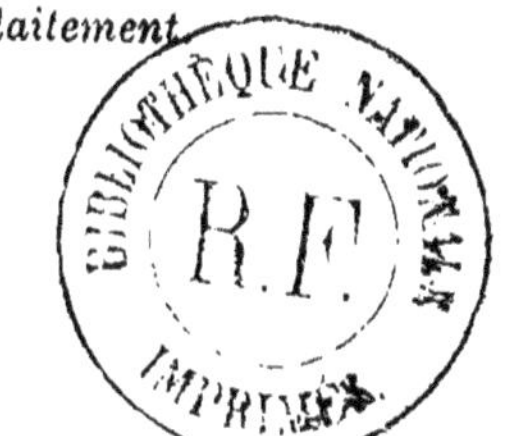

il n'est pas rare qu'une miction suive de près la sortie du fœtus. L'urine, au début très claire, devient ensuite foncée; sa coloration est dans un rapport direct avec la quantité d'urée qu'elle contient et dans un rapport indirect avec son abondance.

A. Martin et C. Ruge[1], qui étudièrent les urines des nouveau-nés à l'état physiologique, évaluent la première miction à 9^{cc}6; ils ont estimé les moyennes de l'urine rendue le second jour à 12 centimètres cubes; le troisième jour à 26 centimètres cubes. Pour Ribemont-Dessaignes[2], la quantité d'urine émise en vingt-quatre heures varie de 12 à 36 centimètres cubes. Quoi qu'il en soit, cette quantité est assez minime, mais elle est en rapport avec la faible proportion de lait absorbé alors par le nouveau-né. Dans la suite, elle augmente suivant le poids de l'enfant et suivant le volume de lait ingéré. A partir du cinquième jour, elle s'élève, d'après Parot et A. Robin[3], à 70 grammes, et, plus tard, à 200 grammes, sans pourtant dépasser 300 ou 400 centimètres cubes dans les vingt-quatre heures si l'alimentation est bien réglée.

c) Élimination par la peau. — Laissant de côté les changements de coloration de la peau du nouveau-né qui de rouge vif à la naissance devient rapidement rosée et parfois jaunâtre, nous ne nous occuperons que de la desquamation et de l'excrétion cutanées qui nous intéressent plus directement.

1. Martin-Ruge. — *Revue des sc. méd.*, t. VIII, 1876.
2. Ribemont-Dessaignes et Lepage. — *Précis d'obstétrique.*
3. Parot et A. Robin. — Etudes pratiques sur l'urine normale des nouveau-nés (*Arch. gén. de méd.*, 1878).

L'exfoliation épidermique commence le premier ou le deuxième jour après la naissance; elle est en pleine activité du troisième au cinquième jour. Certains auteurs, Depaul et Charrier[1], Ribemont-Dessaignes et Lepage[2], ont rapporté un certain nombre de cas où elle aurait commencé pendant la vie intra-utérine, mais ce sont là des exceptions. Cette desquamation se termine à une époque très variable, le trentième, le quarantième et même le soixantième jour.

D'abord l'épiderme se fendille, puis il se détache en formant soit de petites écailles presque imperceptibles, analogues à celles que produit la desquamation furfuracée de la rougeole, soit de larges lamelles. Baer, chez un enfant, né depuis quelques heures seulement, a vu « l'épiderme totalement détaché sur la poitrine où il formait comme une espèce de chemise ». Cette modification épidermique est en rapport avec les nouvelles fonctions que la peau va avoir à remplir. Jusque-là, elle a été imperméable et inactive; désormais, elle sera le siège d'une perspiration continue. Les glandes sudoripares entrent en fonction, et bien que ce système de glandes ne soit pas très développé chez les nouveau-nés, on peut voir ces derniers transpirer abondamment si on les recouvre trop.

d) Élimination par les poumons. — Le premier mouvement inspiratoire, habituellement spontané, suit de près la naissance et s'accompagne d'un cri, comme si

1. Charrier. — *Union médic.*, 1878.
2. *Loc. cit.*

le contact du fluide aérien pénétrant dans l'arbre bronchique et déplissant les alvéoles pulmonaires, jusque-là fermées, produisait une sensation pénible.

Chez le nouveau-né, les mouvements respiratoires sont beaucoup plus nombreux que chez l'adulte; il y en a, en moyenne, cinquante par minute.

L'exhalation pulmonaire, assez dificile à évaluer, a été estimée par Bouchaud à 45 grammes en vingt-quatre heures chez un enfant de cinq jours.

e) Influence de l'allaitement. — D'autre part, le fœtus qui, dans l'utérus, avait reçu un apport régulier de matières nutritives, ne trouve plus en venant au monde qu'une nourriture peu abondante. A la naissance, le mode de nutrition change brusquement. Pendant la vie intra-utérine, le fœtus reçoit par la veine ombilicale des matériaux tout élaborés ; il n'a qu'à se les approprier. Dès qu'il est séparé de la matrice et du placenta, l'enfant doit introduire des aliments dans son tube digestif et les digérer pour les transformer en substance vivante. Ce changement si instantané est une des causes de la faiblesse du nouveau-né. De plus, autre élément de débilité, à la naissance, le tube digestif est inachevé, et pourtant la fonction digestive est celle qui prédomine dans les premiers temps de la vie. Mais la nature atténue les effets de ces antinomies en préparant, dans l'organisme même de la mère, un aliment spécial pour le nouveau-né : c'est le lait maternel. Lorsque l'enfant a quitté l'utérus, s'il ne reçoit plus le sang de la veine ombilicale, il trouve dans la mamelle de sa mère un liquide qui renferme, sous une forme relativement simple, tous les principes nécessaires à sa nutrition, à ses activités fonctionnelles et à son accroissement.

Le lait maternel représente sans doute un aliment parfait et complet pour le nourrisson, mais ce n'est que trois, quatre ou même cinq jours après l'accouchement, que le nouveau-né trouvera du lait véritable. La glande mammaire est, durant la grossesse, le siège de modifications importantes; elle présente dès le quatrième ou le cinquième mois un degré d'activité suffisant pour sécréter un liquide, ébauche du lait véritable, et qu'on nomme le « colostrum ».

Ce liquide, que l'on peut faire sourdre par la simple pression de l'aréole et de la base du mamelon, s'écoule parfois spontanément.

Pendant les premiers jours qui suivent l'accouchement, le liquide sécrété par les mamelles a encore les caractères du colostrum. C'est un liquide séreux, un peu trouble, grisâtre, avec des stries jaunâtres, de réaction alcaline, de densité élevée (1.040 à 1.060). Il est constitué par du sérum au milieu duquel on trouve au microscope quelques cellules épithéliales plus ou moins infiltrées de graisse et de corpuscules du colostrum, sorte de granulations réunies en groupe et constituant de petites masses arrondies qu'on a comparées à des mûres.

Sa composition diffère notablement du lait parfait. Il renferme peu de lactose, peu de caséine et beaucoup d'albumine. Le beurre existe dès le début, mais en quantité variable suivant qu'il s'agit de primipares ou de multipares.

Nous donnons ci-dessous deux tableaux qui, par leur

comparaison, fixeront le lecteur sur la richesse nutritive du lait et du colostrum :

Composition moyenne du lait de femme
(d'après A. Gautier et Ch. Michel).

	Pour 1,000
Caséine et albuminoïdes	16
Lactose	65
Beurre	35
Sels	2,5

Le second tableau représente, d'après F. Guiraud, la

Composition moyenne du colostrum de femme.

	Pour 1,000
Caséine	20,60
Lactose	60,16
Beurre	25,20

Mais la composition du colostrum varie suivant son âge et, comme nous l'avons déjà dit, suivant qu'il s'agit de primipares ou de multipares. Pour le montrer, nous ne pouvons faire mieux que de citer tout un passage emprunté à M. le professeur Fabre[1].

« Chez les primipares, avant la montée laiteuse, la couche de crème est peu épaisse, elle ne mesure, le premier jour, que deux divisions (c'est-à-dire 6 grammes environ de beurre par litre), elle augmente peu à peu pour arriver à six divisions (soit 18 grammes) au quatrième jour.

» Chez les multipares ayant déjà nourri, la couche de

1. Fabre. — De la centrifugation comme moyen rapide d'apprécier la valeur nutritive du lait (*Soc. méd. des hôp. de Lyon,* 21 avril 1903).

crème est dès le début beaucoup plus abondante; elle mesure de 15 à 20 divisions (soit 54 grammes en moyenne) dès le second jour, pour diminuer au moment de la montée laiteuse et suivre une progression analogue à celle qui existe pour les primipares tout en restant plus élevée.

» Après la montée laiteuse, la quantité de crème varie suivant le moment où est faite la prise; lorsque la tétée précédente est terminée depuis trois heures, la quantité de crème n'est que de 4 à 6 divisions; au moment où se produit la poussée laiteuse, la crème occupe de 10 à 14 divisions pour arriver à la fin de la tétée à 16 et 18 divisions.

» De là, l'obligation de bien spécifier le moment où est faite la prise; pour faire des comparaisons utiles, il est nécessaire de choisir une période déterminée de la tétée où la sécrétion lactée est physiologique, et nous croyons que l'instant le plus favorable correspond à la poussée laiteuse qui se produit alors que l'enfant est au sein depuis deux ou trois minutes et qui est très nettement perçue par le plus grand nombre des nourrices. »

Quoi qu'il en soit du colostrum, sa sécrétion est d'ordinaire peu abondante. Mais, à un moment donné, la glande mammaire entre plus ou moins brusquement en état de suractivité, la sécrétion devient plus abondante, le colostrum se transforme en lait, et cette transformation dans la sécrétion est marquée par un ensemble de phénomènes locaux et généraux qui contituent la « montée laiteuse ».

Et si, d'un côté, avec le colostrum, le nourrisson reçoit une nourriture relativement peu nutritive, d'un autre côté, avec la réglementation des tétées, telle qu'elle est établie dans les hôpitaux (toutes les deux heures ou deux heures et demie à Paris, toutes les trois heures à la Clinique obstétricale de Lyon), cette nourriture est peu abondante. Elle l'est d'autant moins durant les six ou sept premiers jours qui suivent la naissance qu'une réglementation toute spéciale a été établie pour cette période par M. le professeur Fabre, dans le service de la Clinique d'accouchement de Lyon. En voici d'ailleurs la description :

L'enfant n'est mis au sein pour la première fois que vingt-quatre heures après l'accouchement. Le premier jour il n'est donc allaité qu'une fois.

Le second jour, il prend le sein deux fois : à six heures du matin et à six heures du soir.

Le troisième jour, trois fois : à six heures du matin, à midi et à six heures du soir ;

Le quatrième jour, quatre fois : à six heures et à dix heures du matin, à deux heures et à six heures du soir.

Le cinquième jour, cinq fois : à six heures et à neuf heures du matin, à midi, à trois heures et à six heures du soir.

Le sixième jour, six tétées : le mode de réglementation des tétées à toutes les trois heures ayant été établi le cinquième jour, au sixième on ne fait qu'ajouter une tétée de plus, à 9 heures du soir.

Le septième jour, sept tétées : c'est le mode définitif. L'enfant fait le même nombre de tétées et aux mêmes heures que la veille, plus une tétée de nuit, vers minuit.

Ce système, moins fatigant pour la mère, chez laquelle

il semble avoir amené une diminution dans le nombre des gerçures du sein, permet en outre à l'enfant de vider sûrement le contenu de son estomac dans l'intervalle des tétées. Il a donné jusqu'ici à la Clinique de Lyon les plus heureux résultats.

Et, veut-on connaître la quantité de lait ingérée chaque jour durant cette première semaine et avec ce système?

M. Chauliac, élève à l'École du service de santé militaire, a bien voulu nous donner à ce sujet les renseignements suivants, puisés dans un travail qu'il publiera prochainement et basés sur des observations faites à la Clinique :

Le premier jour	l'enfant prend	20	grammes	de lait.
Le second jour	—	70	—	—
Le troisième jour	—	140	—	—
Le quatrième jour	—	210	—	—
Le cinquième jour	—	300	—	—
Le sixième jour	—	375	—	—
Le septième jour	—	430	—	—

CHAPITRE II

A combien s'élève la perte de poids que l'enfant subit après sa naissance? Le vieux proverbe *tot homines, tot sensus*, pourrait ici servir de réponse. Si nous prenons en effet les auteurs qui ont étudié eux-mêmes la question et ont tiré des moyennes, nous verrons cette perte évaluée par Steiner à 222 grammes ; par Mme Dluski[1], élève de Pinard, à 212 grammes; par Grégory à 203 grammes. Winckel l'estime à 180 grammes, Burdach[2] à 140 grammes. Enfin, pour Bouchand, elle s'élève seulement à 100 grammes. Ces différences, assez considérables puisqu'elles varient de 100 grammes à 222 grammes, s'expliquent par les façons diverses d'établir les moyennes, les uns se basant sur un nombre vraiment insuffisant d'observations (tel Burdach avec sept observations), les autres n'établissant aucun classement, prenant au hasard et mêlant enfants de multipares, de primipares, enfants débiles, etc.

1. Mme Bronislas Dluski. — *Contribution à l'étude de l'allaitement maternel*. Thèse de Paris, 1894.
2. Burdach. — *Physiolog.*, t. IV.

Si nos propres résultats ne concordent pas d'une façon rigoureuse avec ceux de nos devanciers, ils se rapprochent pourtant sensiblement de ceux obtenus par Steiner et de ceux de Mme Dluski dont les recherches plus récentes ont porté sur 369 enfants. Nos recherches personnelles nous ont donné une perte moyenne égale à 241 gr. 09, soit 242 grammes en chiffre rond pour les enfants de primipares, et 233 grammes pour les enfants de multipares, alors que les résultats de Mme Dluski donnaient respectivement une moyenne de 221 grammes pour les premiers, 283 grammes pour les derniers.

Sur 300 femmes n'ayant jamais allaité, la perte moyenne égale, nous l'avons vu plus haut, 241 gr. 09:

6 fois,	soit 2 p. 100	elle était	inférieure	à 100 grammes.		
88	—	29,33 pour 100,	elle était	de 100 à 200 grammes.		
142	—	47,33	—	—	200 à 300	—
55	—	19,33	—	—	300 à 400	—
4	—	1,33	—	—	400 à 500	—
2	—	0,66	—	—	500 à 600	—

Jamais, sans cause pathologique démontrée ou probable, nous n'avons rencontré de perte plus considérable. Les limites extrêmes atteintes ont été d'une part 55 grammes, de l'autre 590 grammes.

Sur 100 enfants de multipares, la perte moyenne de 233 grammes se répartissait de la façon suivante :

3 fois,	soit	3 pour 100	la perte était	inférieure à 100 grammes.		
27	—	27	—	—	de 100 à 200 grammes.	
46	—	46	—	—	de 200 à 300	—
17	—	17	—	—	de 300 à 400	—
4	—	4	—	—	de 400 à 500	—

La perte moyenne oscille aussi bien pour les enfants de primipares que pour ceux de multipares entre 200 et 300 grammes dans un peu moins de la moitié des cas; entre 100 et 200 grammes pour un tiers et entre 300 et 400 grammes pour un quart des autres cas.

Pour plus de clarté, nous parlerons ici-même des enfants débiles, sur lesquels nous aurons maintes fois à revenir dans le cours du chapitre. Et tout d'abord, qu'est-ce qu'un enfant débile? « Les enfants nés en état de faiblesse congénitale ou enfants débiles, écrit le docteur Perret[1], sont des nouveau-nés qui viennent au monde avant terme et dont les organes n'ont pas encore atteint leur complet développement : leur poids, au lieu d'être de 3,000 à 3,500 grammes, chiffre normal, n'est que de 2,500, 2,000, 1,500 grammes et même parfois moins. Leur aspect extérieur diffère absolument de celui des enfants nés à terme. La peau, fine, est d'un rouge vif; elle laisse voir, par transparence, les vaisseaux sanguins superficiels. Leur cri est faible, plaintif comme le miaulement d'un jeune chat, leurs mouvements sont très lents, rares, c'est à peine si de temps en temps ils remuent un membre. Souvent ils n'ont pas la force de téter, c'est même avec peine qu'ils peuvent avaler quelques gouttes de lait qu'on leur fait couler dans la bouche. »

Une étude sur cinquante de ces enfants débiles nous a donné une perte moyenne égale à 184 gr. 63, c'est-à-dire bien moindre que la perte moyenne des enfants normaux de primipares et de multipares. Afin d'établir avec plus de précision encore la comparaison, nous avons,

1. PERRET, voir DE ROTHSCHILD. — *Traité d'hygiène et de pathologie du nourrisson*, chap. Ier, 2me partie.

comme précédemment, recherché la répartition de cette perte :

1 fois,	soit 2 p. 100,	la perte était inférieure à	100 grammes.		
27	—	54 p. 100	—	de 100 à 200	—
19	—	38 p. 100	—	200 à 300	—
3	—	6 p. 100	—	300 à 400	—

Chez les débiles, la perte moyenne, mieux groupée, plus homogène, oscille pour plus de la moitié des cas entre 100 et 200 grammes, et pour le restant entre 200 et 300 grammes.

Quelle que soit la catégorie examinée, les pertes inférieures à 100 grammes ou supérieures à 400 grammes sont des exceptions.

Les grosses pertes, celles dépassant 400 grammes, se rencontrent plus fréquemment chez les enfants de multipares et les débiles, puisque leur proportion est respectivement de 7 p. 100 et de 6 p. 100, tandis qu'elle est seulement de 1,33 p. 100 pour les enfants des primipares.

Les petites pertes, inférieures à 100 grammes, sont rares. On les rencontre le plus souvent dans les présentations du siège ou lorsque l'enfant a souffert durant l'accouchement, et l'on sait qu'alors le liquide amniotique est sale, boueux. L'enfant perd, en pareil cas, le premier jour, 78^{gr} 75 (moyenne d'après 20 observations) et, remarque curieuse, tous les nouveau-nés, qui dans notre statistique, avaient perdu plus de 80 grammes ce premier jour, voyaient leur perte se borner là. Ceux dont la perte n'atteignait pas le premier jour 80 grammes (9 cas sur les 20 observations) perdaient le second jour en moyenne 53^{gr} 3. La moyenne totale des pertes égale 107^{gr} 08. Cette différence avec la perte de poids normale que nous connaissons est imputable à ce que, pendant le travail d'un accouchement pénible ou dans les expulsions par le siège, le fœtus a uriné et rendu son méconium.

On peut encore observer une semblable différence dans la perte de poids lorsque le nouveau-né est immédiatement alimenté par une nourrice qui a du lait dans les seins.

D'autres fois, sans qu'on en puisse découvrir le motif, le nouveau-né ne perd presque pas de son poids initial, mais très fréquemment, après deux, trois ou quatre jours d'ascension, la courbe de l'enfant subit un arrêt, comme si la nature voulait de rigueur rétablir une sorte d'équilibre dans cette courbe en voie d'accroissement prématuré.

Cet arrêt dans la courbe de poids consiste soit en un état stationnaire, soit même en une perte plus ou moins considérable.

Le fait est d'autant plus frappant qu'il se produit fort bien chez les multipares où l'abondance de la sécrétion colostrale semblerait éliminer une des causes essentielles de la perte de poids.

Prenons par exemple l'*observation 212* (Clinique, année 1904.)

Mme C., trente-deux ans, VII-pare, accouche le 8 mars 1904 d'un garçon pesant 3,875 grammes. Le premier jour, l'enfant perd 105 grammes; il commence aussitôt à s'accroître avec un gain de 40 grammes pour le second jour, de 60 grammes pour le troisième jour. Le nourrisson était bien allaité, sans suralimentation; la mère ne présentait rien de spécial, la température restait entre 37°2 et 37°5, et la courbe d'ascension paraissait devoir se continuer très régulièrement quand, brusquement, au quatrième jour, survint une perte de 40 grammes (voir planche 2.-A.), puis l'ascension reprit son cours jusqu'à la sortie de la mère, qui eut lieu deux jours plus tard. Peut-être, en remontant aux antécédents de la femme C., objectera-t-on que cette femme, ayant autrefois eu deux fausses couches, doit être classée comme douteuse au point de vue de la syphilis? Peut-être, nous dira-t-on, la perte de poids survenue ainsi le quatrième jour n'est-elle que le prélude d'une perte plus considérable et plus tardive, comme on le voit si fréquemment dans la syphilis héréditaire? Nous répondrons à ces critiques que l'interrogatoire de la mère nous a autorisé à nier la syphilis, et que deux accouchements postérieurs aux fausses couches ont donné des enfants très bien portants, dont l'un est mort accidentellement et l'autre, actuellement vivant, est en parfaite santé. D'ailleurs les observations à ce sujet ne nous manquent pas; on pourra se reporter aux observations de la Clinique (année 1904) portant les numéros 33, 58, 62, 76, 193, 200, 238, 409, etc. Nous retiendrons cette dernière pour montrer le second type de variation dont nous avons parlé. L'arrêt dans la courbe de poids, avons-nous dit, se présente sous deux formes : tantôt c'est une perte plus ou moins considérable, tantôt c'est un état stationnaire. L'observation 212 avec la planche 2-A nous a servi de type pour la première forme, l'observation suivante avec la planche 2-B servira de type pour la seconde.

La femme R..., dix-neuf ans, primipare *(observation 409)*, accouche à la Clinique le 7 mai 1904. Elle ne présente aucun signe actuel ou passé de spécialité. Le cours de sa grossesse avait été bon, l'accouchement sans incident, les suites de couches tout à fait normales. L'enfant pèse à sa naissance 3,610 grammes. Il perd le premier jour 120 grammes, le second 30 grammes. Le troisième jour, augmentation de 40 grammes. Au quatrième jour, « plateau »; le cinquième jour, gain de 60 grammes; puis de nouveau, au sixième jour, plateau. Dans la suite, l'enfant augmente d'abord lentement, enfin normalement.

Rapport de la perte de poids avec le poids initial. — La perte de poids est-elle proportionnelle au poids du nourrisson à sa naissance? Bouchaud avait constaté que « les enfants lourds perdaient le plus, les enfants pesant peu, le moins ». Nous avons de notre côté pris une liste de 100 enfants non débiles de primipares. Après avoir noté le poids initial et la perte de chacun d'eux, nous avons établi deux catégories : l'une comprenant les enfants de poids moyen, c'est-à-dire pesant de 2,800 à 3,500 grammes, l'autre renfermant les gros enfants d'un poids supérieur à 3,500 grammes. La première catégorie, celle des poids moyens, donnait pour 75 enfants une perte moyenne de 236 gr. 57, la seconde pour 25 enfants lourds une perte moyenne de 268 gr. 60. Rappelant ici la perte moyenne de 184 gr. 63, donnée par 50 débiles (enfants pesant moins de 2,500 grammes), nous verrons que les gros enfants perdent plus que les enfants moyens, lesquels à leur tour perdent plus que les débiles.

Nous nous contenterons de constater simplement le fait sans chercher à établir un rapport proportionnel entre le poids initial et la perte, car il nous a paru exister tant de fluctuations qu'il ne nous semble pas possible d'établir, même à peu près, une loi de proportionnalité.

Durée de la perte. — En ce qui concerne la durée de la perte de poids, presque tous les auteurs sont d'avis qu'elle se prolonge pendant deux jours, et qu'à partir du troisième, tous les enfants bien alimentés commencent à augmenter. Haaké[1], Bouchaud[2], Kezmarski[3], sont de cet avis. Burdach[4] indique quatre jours. Winckel[5] a trouvé qu'en moyenne les enfants n'augmentent que du troisième au quatrième jour, et Mme Dluski[6] s'est rangée à cet avis, après avoir trouvé un résultat analogue. Nos observations de la Clinique obstétricale nous ont donné une durée moyenne de deux à trois jours pour la perte de poids. En indiquant encore par des chiffres nos recherches, nous avons obtenu les proportions suivantes :

Pour les 100 enfants nés de multipares, la moyenne a été de 2,31

— 300 — normaux nés de primipares, la moyenne a été de 2,66

— 50 — débiles, la moyenne a été.......... 2,70

En somme, tous les nourrissons de la Clinique d'accouchement perdent les deux premiers jours. Les *deux tiers* des débiles et des enfants des primipares et *un tiers* seulement des enfants des multipares, perdent encore un troisième jour.

1. Haaké. — *Loc. cit.*
2. Bouchaud. — *Loc. cit.*
3. Kezmarski. — Ueber die Gewichtsverœnd, reif Neugeborener, (*Arch. für Gynœkol.*, 1873).
Burdach. — *Loc. cit.*
Winckel. — *Loc. cit.*
Mme B. Dluski. — *Loc. cit.*

Nous avons recherché la perte que, durant chacun de ces deux premiers jours, subissent les diverses catégories d'enfants précédemment étudiées, et voici le tableau que nous avons pu dresser :

	MULTIPARES	PRIMIPARES	DÉBILES
	—	—	—
1er jour...	152 grammes.	145 grammes.	105gr60.
2e jour...	76gr55	79gr05.	57gr14.

Parfois la perte de poids traîne en longueur, l'augmentation est très lente à commencer. On peut voir des enfants mettre six jours (observation n° 501) ou sept jours (observations 82, 98, 194...) avant d'augmenter de poids. Cela tient à de multiples causes : à l'époque tardive de la montée laiteuse aux complications qui surviennent du côté des seins, aux dispositions anormales des mamelons, qui sont autant d'obstacles à un bon allaitement.

Bien que l'influence de la sécrétion lactée soit à considérer dans la perte de poids du nouveau-né, il n'est pas rare de voir l'augmentation se produire avant l'époque de la montée laiteuse. D'après Marfan[1], « d'une manière générale, on peut dire que la montée laiteuse est précoce chez les multipares qui ont beaucoup allaité, tardive chez les primipares. Chez les multipares, la montée laiteuse se fait en moyenne le troisième jour ; chez les primipares, elle se fait en moyenne le quatrième jour. Mais ces chiffres n'ont rien d'absolu; la montée laiteuse peut se faire dès le premier ou le second jour; cela s'observe rarement chez les primipares, plus souvent chez les multipares. Plus fréquemment la montée laiteuse est en

1. MARFAN. — *Traité de l'allaitement.*

retard; chez les primipares, il n'est pas rare de la voir s'établir seulement vers le cinquième ou le sixième jour. » Il faut donc croire que, dans certains cas et chez les primipares tout au moins, la sécrétion colostrale est un aliment suffisamment riche et abondant pour l'entretien du nouveau-né. C'est là l'opinion de Pinard et de Biedert[1].

En définitive, peut-on dire que le système des tétées toutes les trois heures, tel qu'il est pratiqué à la Clinique obstétricale de Lyon, exerce une influence fâcheuse sur la perte de poids du nouveau-né? Nous ne le croyons pas, et la simple constatation des faits, un résumé sommaire des résultats, nous le prouvent. En effet, pour les enfants issus de primipares la perte (242 grammes) approche de celle (221 grammes) qu'indique Mme Dluski d'après ses observations prises dans le service de M. Pinard où l'on pratique le système des tétées toutes les deux heures. Quant à la perte des enfants de multipares (233 contre 183 grammes), elle donne une différence plus sensible de 50 grammes. Mais cette perte se fait d'un seul coup, et dès le troisième ou quatrième jour l'accroissement commence, absolument comme dans la statistique de Mme Dluski, et vers le septième ou huitième jour le nourrisson a reconquis son poids initial. Il n'a donc subi aucun contre-coup, aucune influence fâcheuse par ce système, et si d'une part nous obtenons sensiblement les mêmes résultats que dans les autres Cliniques, d'autre part, comme nous l'indiquions dans le chapitre premier, nous permettons ainsi à l'enfant une digestion plus sûrement

1. BIEDERT. — *Die Kinderernœhrung in Saüglingsalter*, 1893.

complète, à la mère un repos plus long, une diminution dans le nombre des gerçures et crevasses du sein.

INFLUENCE DU SEXE. — Kezmarski prétend que « les garçons perdent plus que les filles et commencent plus tôt à s'accroître ». Nous avons, pour le vérifier, rassemblé une liste de vingt-cinq filles, issues de primipares, pesant de 3,000 à 3,300 grammes, puis nous avons fait une seconde liste de vingt-cinq garçons en les choisissant dans les mêmes conditions, et nos résultats ont été... l'inverse de la proposition du médecin allemand. Nous avons obtenu, en effet, une perte moyenne de 242 gr. 6 pour les filles, tandis qu'elle n'a été que de 226 gr. 2 pour les garçons, la durée de la perte étant sensiblement la même dans les deux sexes. Nous ne nous arrêterons pas davantage sur les recherches de Kezmarski, car le sujet du litige est d'intérêt minime.

INFLUENCE DE L'AGE. — Duncan et Hecker ont cherché si l'âge de la mère exerçait une influence sur le poids de l'enfant, et on lit couramment dans les traités d'allaitement et d'hygiène du nourrisson qu'une bonne nourrice doit avoir de vingt à trente ans, car plus jeune, elle est inexpérimentée; plus âgée, son lait serait moins bon. A la Clinique de Lyon, grâce à la surveillance continuelle exercée, les jeunes mères n'ont pas donné de résultats moins favorables dans l'allaitement de leurs bébés. Nous nous sommes reporté pour le vérifier à notre statistique et nous avons avons constaté que, par exemple, la femme C..., primipare, âgée de quinze ans *(observation 342, Clinique. an. 1904)*, ayant accouché le 16 avril d'un enfant pesant 2,530 grammes, l'enfant perdit le premier jour 160 grammes, le second il reprit 30 grammes, le troisième jour il perdit à nouveau 80 grammes. Au dixième jour, le poids initial était dépassé.

Dans l'*observation 708 (Clinique, 1904)*, la femme P..., primipare, âgée de seize ans, dernières règles le 26 novembre 1903, accouche, le 2 août 1904, d'un enfant pesant 2,460 grammes, lequel perd le premier jour 150 grammes, le second 40 grammes, le troisième 45 grammes, le quatrième 25 grammes, pour prendre ensuite un accroissement régulier.

De même, la femme S... *(observ. 91, Clinique, 1904)*, âgée de quatorze ans seulement, accouche d'un enfant pesant 3,480 grammes, qui perd 200 grammes le premier jour, 80 grammes le second — soit 280 grammes au total — et nous voyons que l'accroissement commence aussitôt après et se fait d'une façon très régulière.

Pour les nourrices âgées, nous n'avons pris comme exemples que des primipares, car il est évident qu'une liste de multipares ne signifierait rien. Vernois et Becquerel ont constaté que dans le lait de femmes de vingt à trente ans, la caséine diminue et le sucre augmente; la proportion de beurre atteint son maximum chez les nourrices de quinze à vingt ans. D'après Johannessen [1], de vingt à vingt-cinq ans le lait est plus riche en graisse; de vingt-cinq à trente ans, plus riche en matières azotées; après trente ans, plus riche en sucre. Nous reproduisons ci-dessous un tableau pris dans un ouvrage de

1. JOHANNESSEN. — *Jahrb. f. Kinderheilk*, t. XXXIX, 1893.

M. Hugounenq[1], sur « quelques analyses de faits provenant de femmes d'âges divers; ces analyses toutes récentes, sont de Szilasi. »

Age de la femme.	Age du lait.	Matières albuminoïdes.	Matières grasses.	Sucre de lait.
Années.	Jours.	P. 100.	P. 100.	P. 100.
18	63	1,37	1,92	6,95
21	14	2,05	3,86	6,59
22	14	1,90	2,72	6,74
24	12	1,76	2,41	7,57
26	14	1,85	4,13	6,48
32	15	1,55	2,58	7,56
34	50	1,84	3,66	7,46
36	17	1,85	3,24	6,89
40	14	2,06	3,06	6,90

« En se reportant à ce tableau, conclut M. Hugounenq, on peut se convaincre que l'âge est un facteur sans importance, du moins dans les limites ordinaires de la vie génitale, de dix-huit à quarante ans. »

C'est aussi l'avis de M. Marfan, pour lequel « les différences de composition du lait suivant l'âge de la nourrice ne doivent pas entrer en ligne de compte ». Et c'est aussi notre conviction, puisque, sur un total de 26 observations recueillies à la Clinique et à la Maternité de la Charité et comprenant des primipares de trente-deux à quarante-deux ans, nous n'avons pas trouvé que la courbe de poids du nouveau-né soit moins régulière que chez les primipares de vingt à trente ans, que la perte du poids soit plus prononcée. Au contraire cette dernière, si nous nous en tenons aux chiffres, donne une

1. Hugounenq. — *Précis de chimie physiologique et pathologique.*

moyenne de perte de 213gr07, tandis que chez nos autres primipares elle était, on s'en souvient, de 241gr09. Les chiffres seraient donc plutôt en faveur des primipares âgées. L'accroissement semble ensuite se faire très régulièrement. Quelques exemples nous le démontreront :

Observation 421, Maternité de la Charité. — Mme C..., primipare, quarante-deux ans, accouche d'un enfant de 3,550 grammes. Le lendemain et le surlendemain de sa naissance, l'enfant perd au total 220 grammes, et l'ascension commence et se continue sans accroc de façon normale.

Observation 779, Maternité de la Charité. — Mme P..., primipare, âgée de trente-sept ans, accouche d'un enfant de 3,020 grammes, qui perd 90 grammes le premier jour, 60 grammes le second, 150 grammes le troisième. Les jours suivants, il prend très régulièrement de 40 à 60 grammes par jour.

Observation 623, Clinique. — Femme C..., trente-sept ans, primipare, accouche le 10 juillet d'un garçon vigoureux pesant 2,670 grammes. L'enfant perd 200 grammes le premier jour ; « plateau » le second et le troisième jour. Il s'accroît ensuite de telle sorte que le huitième jour il pèse 10 grammes de plus qu'à sa naissance.

CHAPITRE III

En réservant ce dernier chapitre à l'étude de l'influence que certaines causes pathologiques peuvent exercer sur la perte de poids du nouveau-né, nous n'avons jamais eu la prétention de les passer toutes en revue. Nous avons à dessein écarté les affections aiguës qui rendent difficile l'allaitement et les maladies chroniques à tendance cachectisante qui en exigent la cessation définitive. Nous nous sommes borné à quelques notes sur deux affections seulement : la syphilis et l'albuminurie, que des observations assez nombreuses de la Clinique et de la Maternité de la Charité nous ont permis de mieux étudier.

SYPHILIS. — On sait que les états pathologiques peuvent dans certains cas amener des modifications dans la sécrétion lactée. D'une façon générale, ils ont pour effet de diminuer cette sécrétion et d'amener des variations dans les principes constituants du lait.

Les maladies aiguës diminuent, d'après Vernois et Becquerel, la proportion du sucre et augmentent celle de la caséine, du beurre et des sels; dans les maladies chroniques, la caséine diminue, le sucre reste en quantité normale, le beurre et les sels augmentent.

Le Dr Donné pense que la plupart des états morbides de la nourrice ont pour effet de provoquer le retour du lait à l'état colostral, mais « en réalité, le retour de l'état colostral paraît exclusivement lié à la régression de l'activité mammaire et semble ne se produire que lorsque la glande n'est plus tétée ou ne l'est plus avec assez d'énergie ». C'est pourquoi M. le professeur Fabre continue à imposer l'allaitement, même dans les cas d'infection puerpérale alors que le pronostic paraît favorable, et nous avons toujours vu l'allaitement donner de bons résultats.

Les acquisitions de la science moderne nous apprennent que le lait peut renfermer les toxines de certaines maladies et que des microbes pathogènes peuvent s'éliminer par la mamelle. On s'est par suite demandé si une nourrice peut contaminer son nourrisson par le seul effet de la virulence du lait. Woss[1] prétend avoir déterminé la syphilis chez une femme saine en lui injectant sous la peau du lait fourni par une syphilitique. Mais la plupart des syphiligraphes actuels rejettent cette manière de voir, et il est probable que dans les cas cités la nourrice présentait des lésions de syphilis secondaire au niveau des mamelons, lésions qui avaient passé inaperçues.

D'autre part, Simon déclare que la syphilis ne modifie pas la composition du lait. Ce n'est donc pas dans l'altération de la sécrétion lactée qu'il faut chercher la cause des troubles importants que subit la courbe de poids du nouveau-né atteint d'hérédo-syphilis. Mais voyons d'abord quelles particularités sont à relever dans cette courbe.

Notre ami le Dr Petit[2], étudiant dans un chapitre de

1. Woss. — *Ann. de gynécol.*, t. I, 1877.
2. Petit. — *Syphilis. Nourrices et Nourrissons.* Thèse de Lyon, 1904.

sa thèse le diagnostic de la syphilis, cite parmi les principaux symptômes la courbe d'alimentation de l'enfant. « L'importance diagnostique de la courbe d'accroissement de l'enfant, dit-il, est un fait d'expérience relativement récente, sur lequel M. le professeur Fournier a attiré l'attention en 1895. »

Nous avons pu recueillir 54 observations de syphilitiques absolument certaines. Combien le tableau dressé est différent de ceux que l'on a vus chez les multipares et primipares saines! La perte de poids moyenne se chiffre ici par 325 grammes et la durée de cette perte s'élève à quatre jours, encore faut-il compter que 9 des enfants sur les 54 observés sont morts à ce quatrième jour.

La perte de poids de l'hérédo-syphilitique est donc plus considérable que celle de l'enfant normal. Un élève de Fournier, Pouzol[1], qui a fait sur ce sujet une étude magistrale, écrit : « Cette courbe est caractérisée par une ligne descendante rapide, longue et presque verticale. Le premier jour, l'enfant perd une centaine de grammes, le second jour encore une centaine de grammes; le troisième jour, nouvelle perte de 100 à 150 grammes, etc.

» Ce qui en fait la caractéristique, c'est la perte régulière ininterrompue du poids, de sorte que l'enfant a perdu en quatre jours 350 à 400 grammes de son poids. » C'est bien là la constatation que nous avons pu faire nous-même dans un assez grand nombre de nos observations, et la planche 3 montrera le type de cette forme. Il s'agit d'un enfant de la femme F..., dix-huit ans, primipare, qui

1. Pouzol. — *De l'importance de la courbe alimentaire.* Thèse de Paris, 1894-95.

accoucha à la clinique le 15 janvier 1904 *(observation 42)*. La mère ne présenta aucune lésion spécifique pendant son séjour à l'hôpital et son interrogatoire n'avait rien révélé. L'enfant, un garçon, pesait à la naissance 2,525 grammes, le placenta 440. Le premier jour, l'enfant perd 105 grammes, le second 80 grammes, le troisième jour 90 grammes, le quatrième jour 110 grammes, le cinquième jour 35 grammes, soit au total 420 grammes; puis il commence à s'accroître jusqu'au départ de la mère qui le confie à l'Assistance publique; il pèse à ce moment 2,210 grammes; on le fait passer à la Crèche n° 1, son poids étant insuffisant pour l'envoyer en nourrice (l'Administration exige un poids de 2,600 grammes), et nous le perdons de vue. Mais nous avons appris que l'enfant était mort à un mois, présentant des ulcérations jugées nettement spécifiques par M. le docteur Audry, médecin des hôpitaux, chargé du service de la Crèche n° 1.

D'autres fois, la chute de la courbe est moins nettement verticale et descendante, on y trouve des oscillations, « on dirait que l'enfant essaie de résister, de lutter contre le mal qui le tue. »

Une autre forme que nous avons rencontrée couramment dans nos observations est ce que nous pourrions appeler la forme prolongée. Le nouveau-né perd en trois, quatre, cinq jours, une quantité de poids. La perte primitive effectuée, il y a un plateau; on pense que l'accroissement va se faire ensuite, il se fait en effet, mais avec des à-coups nombreux et une lenteur désespérante. Tel est le cas, par exemple, dans l'*observation 1040 (Clinique, an. 1903)*, dont nous donnons ci-contre la reproduction de la courbe. La mère, une secondipare, a accouché deux ans auparavant d'un enfant de sept mois, macéré. Au moment de son deuxième accouchement, elle présente une ulcération sur la grande lèvre gauche, et une couronne de plaques muqueuses sur les petites lèvres. L'enfant, dont le poids initial est de 2,060 grammes (placenta, 460 grammes), a perdu 210 grammes en quatre jours ; l'accroissement commence ensuite, on peut le suivre jour par jour sur la planche 4, et l'on constatera qu'au vingtième jour après sa naissance le nourrisson est encore de 55 grammes en dessous de son poids initial.

On conçoit facilement que des nouveau-nés en proie à des troubles dystrophiques aussi graves aient une certaine « inaptitude à la vie » et meurent fréquemment si la thérapeutique n'intervient pas.

L'influence néfaste de la syphilis ne se fait pas toujours sentir d'une façon aussi précoce, et souvent ce n'est qu'après dix ou quinze jours qu'on peut voir des troubles se produire dans la courbe d'aliment.

ALBUMINURIE. — M. le professeur Budin, recherchant l'influence sur l'allaitement des états pathologiques qui existent chez la mère, s'est posé cette question :

« Une femme qui a eu de l'albuminurie de la grossesse ou des attaques d'éclampsie et chez laquelle, après l'accouchement, l'examen de l'urine décèle encore de l'albumine, doit-elle allaiter son enfant? »

Autrefois, on considérait cette affection comme une contre-indication à l'allaitement.

Deux auteurs, Léon Dumas et Paul Cassin, qui avaient pris des observations, avaient conclu que toute femme qui, au delà du troisième jour après l'accouchement, présentait encore de l'albumine, devait cesser de nourrir. D'après ces auteurs, la sécrétion lactée était le plus souvent insuffisante et le lait pouvait être chargé de toxines dangereuses pour le nourrisson.

La question fut reprise par un élève de Pinard, le Dr Ganulin[1], qui, dans sa thèse, en 1896, formula une opinion contraire à celle qu'avaient émise L. Dumas et et P. Cassin : « Les femmes albuminuriques qui allaitent leurs enfants, même en étant au régime lacté absolu, retirent le bénéfice que procure à toute femme cet acte physiologique et n'éprouvent pas de retentissement fâcheux ni du côté de l'albuminurie, ni du côté de leur état général. »

Plus tard, en 1900, MM. Budin et Chavane[2], après un essai d'allaitement par des albuminuriques, concluent dans un rapport « qu'il n'en résultait aucun inconvénient, ni pour les mères ni pour les enfants ». M. Budin a dans la suite, à sa Consultation de nourrissons, vérifié mainte fois le fait.

M. Commandeur, médecin-accoucheur des hôpitaux de Lyon, rapporte dans un mémoire[3], des faits qui sont de tous points concordants avec ceux présentés par MM. Budin et Chavane et il souscrit à leurs propositions. Allant plus loin, il montre que l'« albuminurie ancienne n'est pas d'une façon absolue une contre-indication à l'allaitement maternel, point qui avait été

1. GANULIN. — *L'allaitement chez les albuminuriques*. Thèse de Paris, 1896. A.

2. BUDIN et CHAVANNE. — *Soc. d'obst. de Paris*, mars 1900.

3. COMMANDEUR. — De l'allaitement par les mères de famille albuminuriques. (*Soc. des sc. de Lyon*), nov. 1900.

laissé sans démonstration clinique lors de la discussion à la Société d'obstétrique de Paris.

« L'ensemble de tous ces faits semble devoir conduire à restreindre le champ des contre-indications à l'allaitement maternel du fait de l'albuminurie et à ne pas le considérer *a priori* comme un empêchement absolu. Mais l'allaitement par une albuminurique ***doit être l'objet d'une surveillance étroite.*** Il ne doit être continué qu'à la condition que la mère et l'enfant n'en souffrent pas. »

De nos propres observations, il résulte aussi que l'albuminurie ne paraît exercer aucune influence sur la perte de poids du nouveau-né. Quelques observations nous paraissent très démonstratives.

Observat. 485, Maternité de la Charité. — Mme P..., primipare, accouche d'un enfant pesant 2,550 grammes à la naissance, et qui perd 30 grammes le premier jour, 40 grammes le second, soit seulement 70 grammes en tout. La perte n'a donc pas été influencée fâcheusement bien que l'on trouve noté en marge de l'observation « beaucoup d'albumine » et la suite de la courbe, la ligne d'ascension, est très régulière.

Observat. 910, Maternité de la Charité. — Mme D..., primipare, accouche d'un enfant du poids de 2,700 grammes qui, le premier jour, perd 140 grammes, le second 60 grammes, le troisième 10 grammes. L'accroissement se fait ensuite, peut-être un peu lentement, mais d'une façon très régulière. Et pourtant, la mère présentait encore 2 grammes d'albumine au quatrième jour, 2 gr. 75 au cinquième jour, puis 0 gr. 75, 0 gr. 50, 0 gr. 25, et à son départ on observait encore des traces. La perte de poids de son enfant avait été malgré cela normale.

Nous conclurons donc, avec M. le professeur Budin[1], que, « contrairement à l'opinion formulée autrefois, les femmes qui ont de l'albuminurie de la grossesse, peuvent nourrir leurs enfants, et que l'allaitement se poursuit sans rien présenter de particulier. »

NOTE

Nous avons dit, dans notre introduction, que toute femme accouchant à la Clinique était obligée d'allaiter son enfant durant le séjour qu'elle fait dans le service. Ce règlement est effectif non seulement pour les mères qui emportent leur enfant à leur sortie de l'hôpital, mais il est tout aussi rigoureusement obligatoire pour celles qui laissent leur enfant à l'Assistance publique et pour celles qui ont l'intention de le mettre plus tard en nourrice. Évidemment, dans le nombre, pas mal de mères ne se conforment qu'à regret au règlement, et M. le professeur Fabre, craignant qu'il n'en résulte un mauvais allaitement pour le nourrisson, nous a chargé d'examiner cette question tout en parcourant les observations de la Clinique pour établir notre statistique.

Durant la majeure partie du séjour de la mère à la Clinique, la courbe est régulière, elle est telle que nous

1. Budin. — *Manuel pratique d'allaitement*, 1904.

l'avons indiquée dans le chapitre premier; mais viennent les deux derniers jours qui précèdent le départ de la mère, brusquement cette courbe d'accroissement — jusque-là si régulière — subit un arrêt ou une perte. L'explication est facile. La courbe est régulière durant les six ou sept premiers jours parce qu'une surveillance incessante, très active, est exercée sur les femmes, on les dresse à nourrir, à nourrir avec soin, avec méthode. Mais sur la fin du séjour, quand l'éducation de la nourrice est faite, cette surveillance se relâche, et ces mères coupables et plus soucieuses de leur corps que de leur enfant se relâchent aussi dans l'allaitement, et l'on voit aussitôt les troubles ordinaires de la courbe de poids (perte, plateau) se produire. On verra les deux types de ces troubles dans la planche 5 (*observat. de la Clinique, ann. 1904;* n°s 317 et 669), troubles que, si l'on veut bien se reporter aux observations, rien chez la mère ou l'enfant ne peut expliquer. D'ailleurs, ce trouble dans la courbe de poids se produisant sur la fin du séjour de la mère se rencontre environ 65 fois pour 100 chez les femmes qui laissent leur enfant à l'Assistance, tandis qu'il se voit à peine 10 fois sur 100 chez les mères qui, emportant leur nourrisson, doivent continuer à l'allaiter.

CONCLUSIONS

En nous basant sur la statistique faite par nous à la Clinique obstétricale de Lyon, nous concluons que :

1° La perte de poids du nouveau-né est, en moyenne :

a) Pour les enfants des multipares (100 observations) de 233 grammes : 152 grammes pour le premier jour, 76 grammes pour le second.

b) Pour les enfants des primipares (300 observations) de 242 grammes : 145 grammes pour le premier jour, 79 grammes pour le second.

c) Pour les débiles (50 observations) de 184 grammes : 105 grammes pour le premier jour, 57 grammes pour le second ;

2° La presque totalité de ces enfants perd durant deux jours au moins. Une partie, soit un tiers des enfants des multipares, deux tiers des enfants des primipares et deux tiers des débiles, perd encore un troisième jour ;

3° Il est à remarquer que la courbe de poids des enfants dont la perte a été sans raison peu considérable subit sans tarder une altération qui consiste tantôt en une nouvelle perte, tantôt en un état stationnaire;

4° Les gros enfants (au-dessus de 3,500 grammes) perdent plus que les moyens (2,800 à 3,500 grammes), lesquels à leur tour perdent plus que les débiles (au dessous de 2,500 grammes);

5° Le système des tétées à toutes les 3 heures, tel qu'il est établi à la Clinique, n'exerce aucune influence fâcheuse sur la perte de poids des nouveau-nés, puisque cette perte n'est ni plus forte ni plus prolongée que dans les services d'accouchement de Paris où les tétées se font toutes les 2 heures;

6° Le sexe de l'enfant ne nous a semblé exercer aucune influence, pas plus d'ailleurs que l'âge de la mère;

7° La courbe de poids des hérédo-syphilitiques présente des caractères tels qu'on a pu avec raison baser en partie sur elle le diagnostic précoce de cette affection;

8° L'albuminurie n'apporte aucun trouble dans la perte de poids et l'accroissement du nourrisson;

9° Les femmes qui, pour une raison quelconque, soit qu'elles laissent leur enfant à l'Assistance publique, soit qu'elles aient l'intention de le mettre en nourrice, sont malgré cela et souvent malgré elles obligées de nourrir leur bébé durant le séjour qu'elles font à la Clinique, n'allaitent pour ainsi dire qu'à regret. En effet, lorsque la veille ou l'avant-veille de leur sortie, la surveillance se relâche à leur égard, on voit la courbe de poids de leur enfant — jusque-là fort régulière — subir une altération.

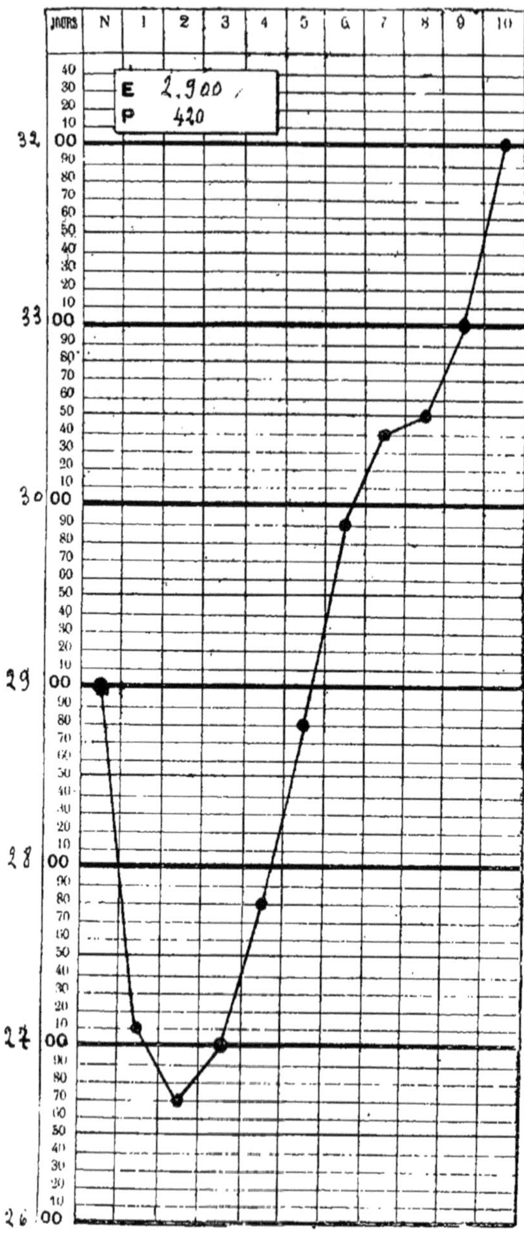

PLANCHE I

Courbe d'un enfant pendant les dix jours qui suivent sa naissance

Observation 711.

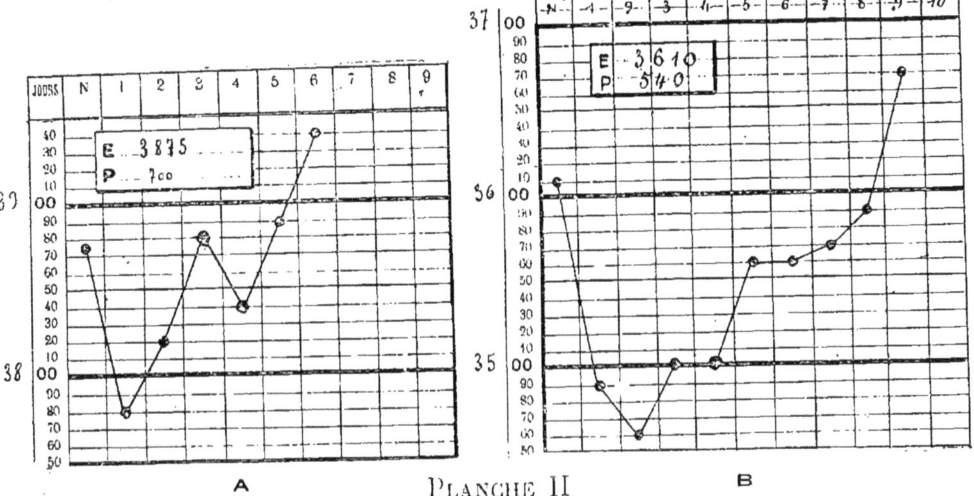

A PLANCHE II B

Observation 412 (Clinique obstétr., année 1904). *Observation 409* (Clinique obstétr., année 1904).

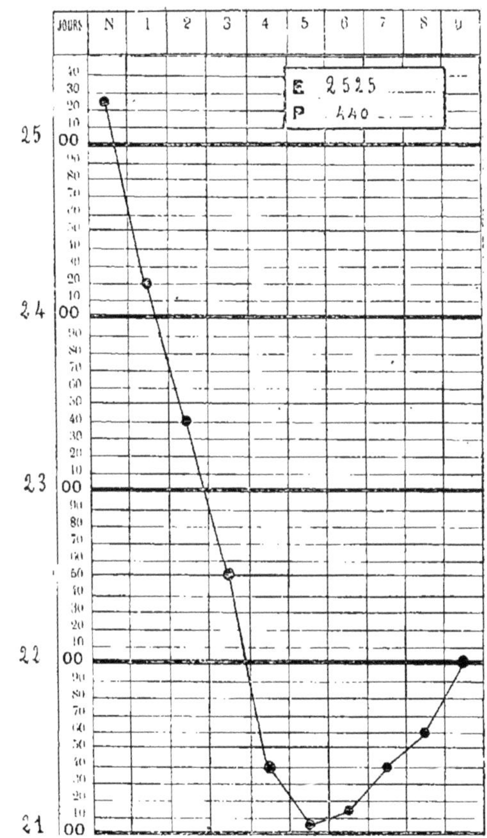

PLANCHE III

Premier type de la perte de poids d'un nouveau-né syphilitique.

Observation 42 (Clinique obstétr., année 1904).

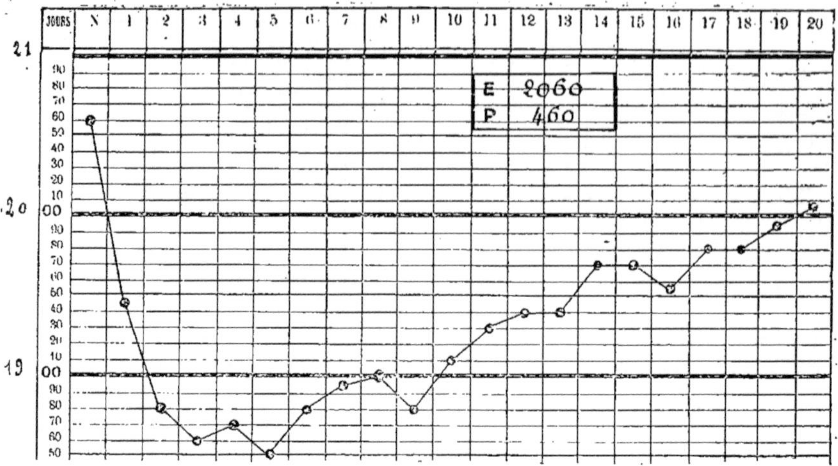

PLANCHE IV

Second type de la perte de poids d'un nouveau-né syphilitique.
Observation 1040 (Clinique obstétr., année 1904).

E 3780
P 595

E 3970
P 540

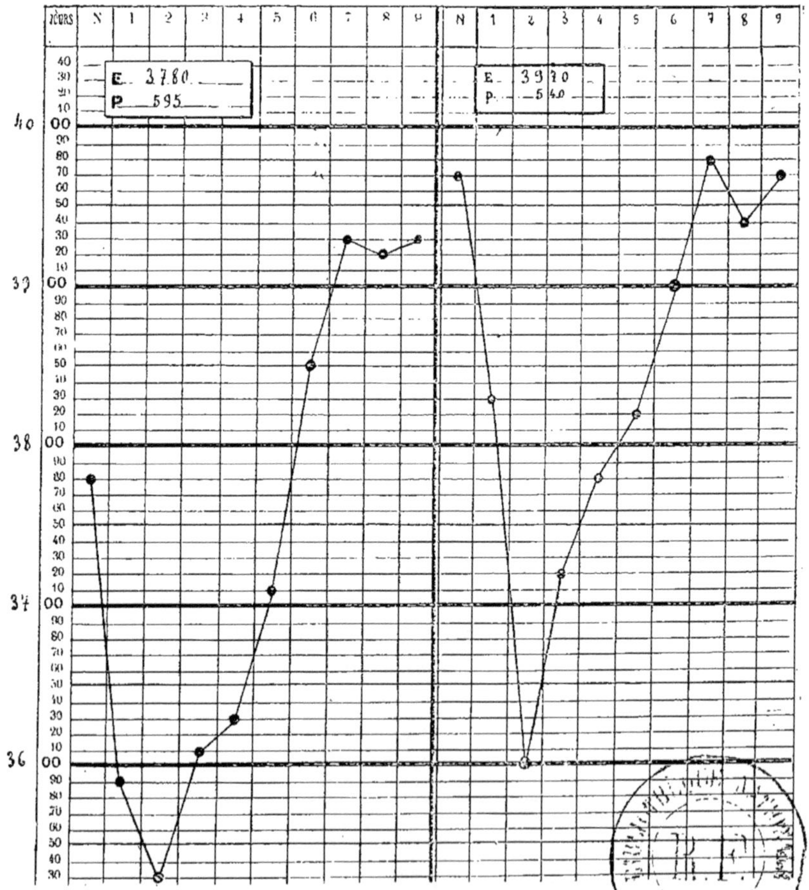

PLANCHE V

Mères coupables. — Pertes de poids de l'enfant.
Observations 317 et 669 (Clinique obstétr., année 1904).

Bordeaux. — Imp. G. Gounouilhou, 9, 11, rue Guiraude.

BIBLIOTHEQUE NATIONALE DE FRANCE
3 7531 03987147 1

www.ingramcontent.com/pod-product-compliance
Ingram Content Group UK Ltd.
Pitfield, Milton Keynes, MK11 3LW, UK
UKHW020212200726
13856UKWH00004B/1348